DE

L'ÉVAPORATION CUTANÉE CHEZ LE LAPIN

Par **L. LECERCLE**

Professeur agrégé à la Faculté de Médecine de Montpellier

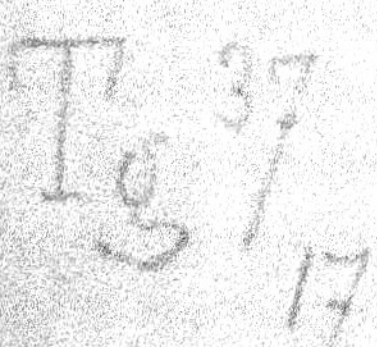

———

D'après Luchsinger [1], le lapin ne transpire pas. Vulpian [2] dit également qu'il est impossible de faire suer le lapin.

Vulpian a raison s'il entend par sudation l'apparition sur la peau de gouttelettes liquides semblables à celles qui se montrent sur la patte d'un chat dont on a excité le sciatique. Mais, s'il est entendu que sudation et évaporation cutanée ont la même valeur physiologique, on peut facilement se convaincre que le lapin sue parfois d'une façon très appréciable. C'est ainsi qu'en recouvrant d'une cloche en verre l'arrière-train, préalablement débarrassé de poils, de lapins vigoureux, nous avons vu souvent les parois de la cloche se recouvrir d'une abondante buée due à la condensation de la vapeur d'eau émise par l'animal. Nous devons dire aussi que nous n'avons jamais observé ces sudations abondantes (sans excitation spéciale) que les premiers jours d'une série d'expériences. Quand le lapin avait été attaché plusieurs fois, la buée cessait de se produire, et la sudation prenait un régime normal. Nous ne pouvons attribuer ces variations

<hr>

[1] Luchsinger : *Manuel de Physiologie d'Hermann*.

[2] Vulpian ; *Leçons sur l'action physiologique des substances toxiques et médicamenteuses*.

qu'à la frayeur du début, suivie au bout de quelques jours d'une
sorte d'accoutumance. C'est une particularité dont il faut être
prévenu si on ne veut pas être conduit parfois à des conclusions
erronées.

C'est ainsi qu'en faisant agir les rayons Röntgen sur un de
nos lapins, nous trouvions dans nos premières expériences une
augmentation considérable de l'évaporation cutanée. Cette augmentation cessa pour ne plus reparaître au bout de plusieurs
jours. Nous étions ainsi tenté d'attribuer aux rayons Röntgen ce
qui était sans doute dû au bruit produit par les étincelles de la
bobine.

On a mesuré la quantité de vapeur d'eau émise par l'homme
et les animaux, en entourant tout le corps ou un membre de
manchons métalliques ou en caoutchouc qu'on pesait avant et
après le dépôt de sueur à leur intérieur. Cette méthode nous
paraît défectueuse. La vapeur d'eau ne tarde pas à saturer l'air
du manchon et l'évaporation s'arrête. De plus, les ligatures qu'on
est obligé de faire pour maintenir le manchon et le fermer,
modifient la circulation dans les régions soumises à l'observation.

Veyrich [1] a étudié l'évaporation cutanée en fixant, dans un
cylindre en verre qu'il appliquait sur la peau, l'éprouvette métal-
lique de l'hygromètre de Regnault. Par la méthode ordinaire, il
déterminait l'état hygrométrique de l'air qui entourait le sujet
en expérience, puis l'état hygrométrique du volume d'air limité
par la peau et la cloche. La différence de ces deux états hygro-
métriques servait à calculer la quantité de vapeur d'eau émise
par une surface cutanée déterminée. Dans ces recherches, aussi
bien que dans celles qu'on peut faire avec l'hygromètre de
Boulland, l'air est immobilisé. L'évaporation ne se fait donc pas
dans les conditions physiologiques dans lesquelles la peau est
toujours enveloppée d'air en mouvement.

---

[1] *Canstatt's Berichte*, 1858.

Dans nos expériences, nous avons utilisé le principe de la paroi froide, la vapeur d'eau étant toujours entraînée par un courant d'air.

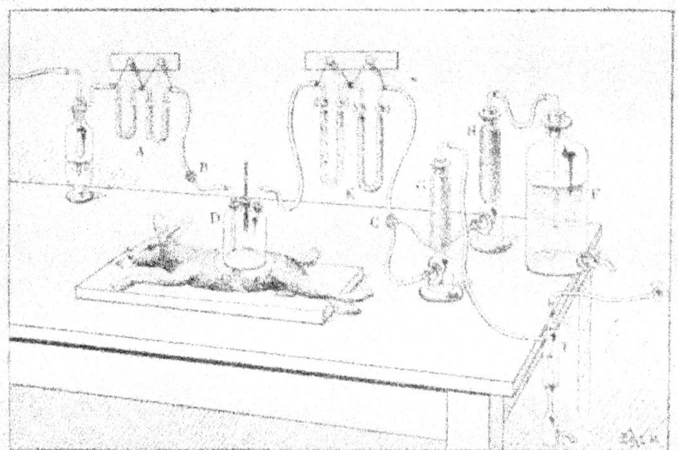

Fig. 1. — Disposition schématique des expériences.

Les poils de l'arrière-train de nos lapins étant enlevés au ciseau, nous maintenons sur la surface cutanée une cloche en verre D (fig. 1) de 200 centim. cubes, avec une section de 39 centim. carrés. Des tubes fixés dans des tubulures latérales servaient à faire passer dans la cloche un courant d'air continu. Un bouchon fixé dans une troisième tubulure pouvait maintenir un thermomètre. Par une des tubulures la cloche communiquait avec deux tubes en U à robinets E, l'un contenant de l'acide phosphorique anhydre, l'autre de la pierre ponce imbibée d'acide sulfurique. Ces tubes, préalablement tarés, pouvaient être reliés par un robinet à trois voies G, soit à un flacon de Mariotte F, si on voulait mesurer le volume de l'air écoulé, soit à une trompe T, quand on voulait dessécher l'appareil. Des éprouvettes desséchantes GH arrêtaient la vapeur d'eau qui se dégageait des aspirateurs. La cloche étant en place, nous faisions passer, pendant dix minutes, de l'air dont le volume était égal à celui de l'eau écoulée du flacon de Mariotte.

L'expérience terminée, la cloche était immédiatement rattachée à un bloc cylindrique de même rayon par un manchon de caoutchouc formant fermeture hermétique (ce dont nous nous assurions toujours), et nous faisions passer un courant d'air desséché à travers l'acide sulfurique liquide, des tubes à acide phosphorique et à pierre ponce imbibée d'acide sulfurique A. La vapeur d'eau qui aurait pu rester dans la cloche et dans les tubes de jonction était ainsi chassée dans les tubes en U. On les reportait sur le plateau de la balance. Les poids qui rétablissaient l'équilibre exprimaient : 1° le poids de la vapeur émise par une surface cutanée de 89 centim. carrés ; 2° le poids de la vapeur contenue dans l'air non desséché qui avait passé pendant ce temps dans la cloche. Le volume de cet air étant connu au moyen du flacon de Mariotte, les conditions de température et d'humidité étant déterminées par la méthode psychrométrique et au moyen de thermomètres frondes, nous connaissions le poids de la vapeur d'eau contenue dans l'air. Par différence nous obtenions le poids de la vapeur émise par l'animal.

La vitesse de l'air étant variable, nous devions nous demander quelle influence avait cette vitesse sur l'évaporation cutanée. De nombreuses expériences faites sur l'homme et sur le lapin nous permettent de conclure que l'évaporation cutanée augmente d'abord avec la vitesse de l'air, pour atteindre un maximum qui n'est pas dépassé.

Voici des expériences faites sur deux lapins, l'évaporation étant particulièrement abondante.

Lapin de 2^k,970.

TEMP. DE L'AIR	TEMP. RECTALE	TEMP. CUTANÉE	VOLUME DE L'AIR	POIDS de la vapeur contenue dans l'air	POIDS TOTAL	DIFFÉRENCE
			0.97	8^{mz}	21^{mz}	13^{mz}
			1.32	10	30	20
16°,2	38°,4	35°,6	2.17	18	42	24
			2.97	24	48	24
			3.67	30	55	25
			7.71	63	89	26

FEMELLE DE 3k,260.

TEMP. DE L'AIR	TEMP. RECTALE	TEMP. CUTANÉE	VOLUME DE L'AIR	POIDS de la vapeur contenue dans l'air	POIDS TOTAL	DIFFÉRENCE
15°,2	37°,8	35°,8	1,5	11gr	33gr	22gr
			4,8	20	45	25
			5,72	27	55	28
			7,80	40	68	28

Les lapins adultes étaient immobilisés deux heures au moins avant
les expériences. Ils mangeaient sur la table où ils étaient attachés.
Dans ces conditions, leur température baisse jusqu'à un degré qui
reste fort longtemps stationnaire.

Voici une autre expérience faite sur la main d'un enfant de 16 ans
avec une petite cloche.

TEMPÉRATURE EXTÉRIEURE	TEMPÉRATURE CUTANÉE	VOLUME D'AIR	POIDS de la vapeur contenue dans l'air	POIDS TOTAL	DIFFÉRENCE
15°,2	35°	0.91	7gr	16gr	9gr
		1.37	10	23	13
		2.3	18	34	16
		2.93	23	44	21
		3.3	26	45	19
		4.12	35	55	20
		4.5	36	55	19

En nous appuyant sur ces expériences nous avons pu admettre que,
pour un volume d'air atteignant et dépassant 3 litres en 10 minutes,
ce qui correspond pour notre cloche à une vitesse de 7,6 par minute,
les poids de vapeur d'eau émise pouvaient être considérés comme
constants, les conditions extérieures et la température de l'animal ne
changeant pas.

En répétant ces mesures pendant plusieurs mois nous avons obtenu
des vitesses d'évaporation variables, mais, en opérant avec l'air en

mouvement aux vitesses indiquées précédemment, il nous a paru que les variations de pression et d'état hygrométrique de l'air (dans les limites de nos observations) sont à peu près sans influence. Le facteur essentiel, c'est la température extérieure.

Un lapin qui a été suivi depuis plusieurs mois, nous a fourni au mois de

Février, par une température de 12°2, 0 milligr.
Mars, — — 14°3 8 milligr.
Mars, — — 15°3 10 milligr.
Mars, — — 15°6 12 milligr.
Juin, — — 24°2 13 milligr.

Pour de basses températures, un lapin ne subit pas d'évaporation cutanée. L'affirmation de Luchsinger est alors exacte. Mais, au-dessus d'une certaine température, l'évaporation se manifeste et sa vitesse paraît augmenter jusqu'à un maximum à mesure que la température extérieure se relève.

La vitesse d'évaporation varie avec l'animal. C'est ainsi que, le même jour, trois lapins nous ont donné en 10 minutes 10 13 et 19 milligr. de vapeur d'eau.

Si nous éliminons les vitesses d'évaporation anormales qu'on peut observer, comme nous l'avons dit, au début d'une série d'expériences sur un même lapin, pour ne conserver que celles qui se sont fixées au bout d'un certain temps, nous trouvons que, dans toutes nos expériences, la vitesse d'évaporation n'a pas dépassé 21 milligr. pour 10 minutes et pour une surface de 39 centim. carrés.

Pour avoir une valeur approchée de l'évaporation cutanée totale, nous assimilons le lapin à un cylindre ayant pour longueur la distance comprise entre la racine de la queue et la bouche, et pour base la moyenne arithmétique de quatre surfaces circulaires, dont la circonférence serait égale à celle du lapin 1° à la partie la plus large de l'arrière-train ; 2° en avant des membres postérieurs ; 3° à la partie la plus large de la cage thoracique ; 4° au niveau des attaches des pattes antérieures. Avec les gros lapins que nous avons employés, la surface totale est toujours très sensiblement 19 fois la surface cutanée recouverte par la cloche. Un calcul simple montre qu'en admettant ce rapport l'évaporation cutanée du lapin peut varier entre 0 et 57 grammes par jour, soit environ 19 grammes par kilogr., le poids moyen de nos lapins étant très voisin de 3 kilogrammes.

Nous avons admis, pour faire ce calcul, que la vitesse d'évaporation est proportionnelle à la surface cutanée. Cela se vérifie très facilement pour le lapin. On peut aussi le vérifier sur l'homme.

Nous citerons une mesure faite sur la paume de la main d'un enfant de 16 ans, avec 2 cloches cylindriques de 6,5 et 4,5 centim. de diamètre. Les vitesses d'évaporation pour 10 minutes furent trouvées égales à 40 et 19 milligr.

<table>
<tr><td>Rapport des vitesses.</td><td>Rapport des surfaces.</td></tr>
<tr><td>$$\frac{40}{19} = 2,1$$</td><td>$$\frac{42}{20} = 2,1$$</td></tr>
</table>

C'est à propos de l'action du jaborandi sur la sudation animale que Vulpian dit qu'il est impossible de faire suer le lapin ; cet animal ne lui a donc pas servi de sujet d'expérience. Nous avons recherché si, en utilisant notre méthode, il était possible de manifester sur le lapin l'action si générale de la pilocarpine sur l'évaporation cutanée.

Après avoir mesuré la quantité de vapeur d'eau émise par l'animal le jour de l'expérience, nous injections à la racine de la cuisse un centimètre cube d'une solution renfermant soit 1 soit 2 centigr. de chlorhydrate de pilocarpine, et quelques minutes après nous mesurions l'évaporation cutanée. Nous prenions la température rectale et la température de la peau recouverte par la cloche. Un troisième thermomètre fixé dans la tubulure centrale avait son réservoir à 4 centim. de la peau et recevait la chaleur rayonnée. Une seconde et une troisième expérience étaient faites pour connaître le temps pendant lequel l'action de la pilocarpine se poursuit.

Lapin de 3^k,300 (Salive abondamment).

1re *Expérience.*

TEMP. EXTÉRIEURE	TEMP. RECTALE	TEMP. CUTANÉE	TEMP. par rayonnem.	VOLUME D'AIR	POIDS de la vapeur enfermée dans l'air	POIDS TOTAL	DIFFÉRENCE
13°,8	36.1	33.2	18.7	3.62	18mg	30mg	12mg
Injection de 4 centigr.	36	33.6	19.6	3.53	18	32	14
1/2 h. après	35.7	33.2	19.6	3.4	17	28	11

2e *Expérience.*

TEMP. EXTÉRIEURE	TEMP. RECTALE	TEMP. CUTANÉE	TEMP. par rayonnem.	VOLUME D'AIR	POIDS de la vapeur enfermée dans l'air	POIDS TOTAL	DIFFÉRENCE
13°	36.7	33.5	18.4	3.38	18	26	8
Injection de 2 centigr.	36.4	33.2	19.6	3.92	22	32	10
1/2 h. après	36.1	32.9	19.8	4.13	23	34	11

Femelle de 2^k,840 (Ne salive presque pas).

1re *Expérience.*

TEMP. EXTÉRIEURE	TEMP. RECTALE	TEMP. CUTANÉE	TEMP. par rayonnem.	VOLUME D'AIR	POIDS de la vapeur contenue dans l'air	POIDS TOTAL	DIFFÉRENCE
14°	39	34.9	19.8	4.2	21mg	30mg	9mg
Injection de 4 centigr.	38.8	35.1	20.4	4.17	23	40	17
1/2 h. après	38.8	36.1	20.4	4.32	22	30	8

2e *Expérience.*

TEMP. EXTÉRIEURE	TEMP. RECTALE	TEMP. CUTANÉE	TEMP. par rayonnem.	VOLUME D'AIR	POIDS de la vapeur contenue dans l'air	POIDS TOTAL	DIFFÉRENCE
13°,4	39	34.9	19.2	3.8	20	28	8
Injection de 3 centigr.	38.8	34.3	20.4	3.88	21	41	21
1/2 h. après	38.5	34.5	20.4	3.95	21	40	19
1 heure après	38.9	35.1	20	3.90	21	29	9

On voit que les lapins peuvent réagir de deux façons différentes
à l'action de la pilocarpine. Chez les uns, il y a salivation abondante, et, pour des doses par kilogramme bien supérieures à celles
qu'on a l'habitude de donner thérapeutiquement, il n'y a pas de

variation dans l'évaporation cutanée; chez d'autres où la salivation est insignifiante, la pilocarpine provoque une augmentation
très nette de l'évaporation. Conformément à ce que l'on sait sur
l'action des poisons non convulsivants, la température rectale
s'est dans tous les cas abaissée. La température cutanée, qui se
relève pour une injection de 1 centigramme, s'abaisse pour une
dose de 2 centigr. Mais, dans tous les cas, il y a eu augmentation de la chaleur fournie par rayonnement au 3ᵉ thermomètre.

Pour une injection de 1 centigr. la pilocarpine paraît éliminée
au bout d'une demi-heure, l'évaporation ayant alors repris son
allure primitive. Pour une injection de 2 centigr. l'action se
poursuit plus longtemps, et ce n'est qu'au bout d'une heure dans
la dernière expérience que la vitesse d'évaporation est redevenue
sensiblement égale à la vitesse initiale. En même temps, les températures rectale et cutanée se sont relevées et le rayonnement,
tout en restant plus grand qu'au début, a cependant diminué.

Nous concluons de ces expériences : 1° Que, contrairement à
l'opinion de Vulpian, on peut mettre en évidence l'évaporation
cutanée chez le lapin ;

2° Que la pilocarpine à dose suffisante augmente cette évaporation.